DE LA

SCARIFICATION

OU

DE L'INCISION DES GENCIVES

Dans le travail de la Dentition,

Comme moyen d'abréger sa durée; de calmer, d'une manière immédiate, la douleur; d'arrêter les accidens que ce travail cause journellement, ou au moins d'ôter aux maladies qui peuvent co-exister ou en être la conséquence, toute complication douloureuse due à l'inflammation gencivaire, et partant, de diminuer la longueur de la convalescence.

PAR LE DOCTEUR CLAUDON.

Faire cesser la douleur qui constitue à elle seule la maladie, c'est guérir. Calmer la douleur qui complique, c'est mettre le malade sur la voie de la guérison.

PARIS.

IMPRIMERIE DE E. DUVERGER,

RUE DE VERNEUIL, N. 4.

1832

DE LA SCARIFICATION,

OU

DE L'INCISION DES GENCIVES.

DE LA

SCARIFICATION

OU

DE L'INCISION DES GENCIVES

Dans le travail de la Dentition,

Comme moyen d'abréger sa durée; de calmer, d'une manière immédiate, la douleur; d'arrêter les accidens que ce travail cause journellement, ou au moins d'ôter aux maladies qui peuvent co-exister ou en être la conséquence, toute complication douloureuse due à l'inflammation gencivaire, et partant, de diminuer la longueur de la convalescence.

PAR LE DOCTEUR CLAUDON.

Faire cesser la douleur qui constitue à elle seule la maladie, c'est guérir. Calmer la douleur qui complique, c'est mettre le malade sur la voie de la guérison.

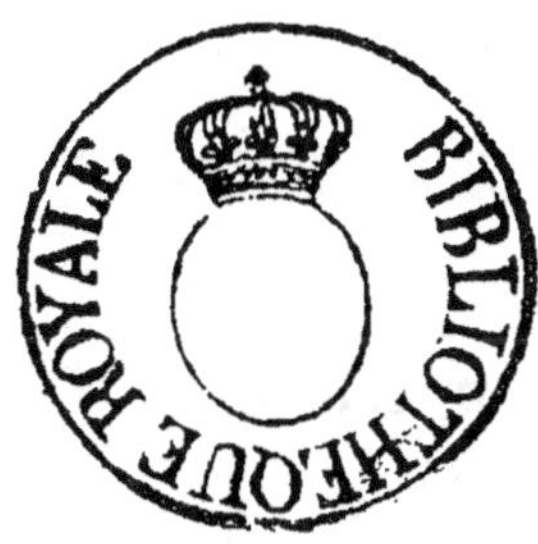

PARIS.

IMPRIMERIE DE E. DUVERGER,

RUE DE VERNEUIL, N. 4.

1832

Avant-propos.

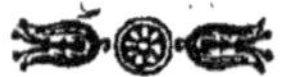

Ce n'est point une nouvelle théorie que je me
propose de développer dans cet opuscule, ce sont
des faits que je vais grouper et analyser; et devant
une telle logique viennent échouer, se briser
tous les raisonnemens, toutes les oppositions.

Une expérience constante de trois années m'a
démontré d'un manière irréfragable l'efficacité
de la scarification des gencives dans le travail de

la première dentition, pour diminuer la longueur
de ses périodes, calmer de suite complètement,
ou très notablement amender les douleurs vives
qu'éprouvent le plus grand nombre des enfans,
prévenir des accidens plus ou moins graves, sinon
généralement en abréger la durée ou modérer
leur intensité, et dans tous les cas, ôter à ces accidens ou à une maladie co-existante tout l'ac-
croissement qu'ils pourraient recevoir de ce travail dans les gencives.

Cette petite opération, à laquelle on avait re-
cours jadis, n'a nécessairement été abandonnée
que parce qu'elle était mal pratiquée ou dans des
circonstances inopportunes; car on ne saurait allé-
guer contre elle les accidens qui peuvent en dériver:
il n'en résulte jamais. L'enfant ne perd pas au-
delà d'une, deux à trois gouttes de sang; l'augmentation de l'inflammation, les ulcérations dont
on a parlé comme conséquence de l'incision, sont
des erreurs. J'atteste que plusieurs milliers d'ob-

servations ne m'en ont pas fourni un seul exemple[1]. Quant à la douleur produite par la scarification, je me hâte de rassurer la tendresse maternelle : *elle est nulle, absolument nulle.*

Ainsi aucune douleur, point d'accidens, pas même d'inconvéniens[2] à redouter de cette opération; au contraire, des avantages plus ou moins marqués, mais constamment obtenus. Avec cette certitude, quelle est la mère qui peut et doit hésiter à la laisser pratiquer?

Pour moi, mon but sera rempli si je parviens à faire passer ma conviction dans l'esprit de mes lecteurs; du reste, quelque opposition que rencontre la doctrine du débridement, je m'estime-

---

[1] L'augmentation de l'inflammation, des ulcérations, peuvent, je pense, être le résultat d'incisions qui n'ont pas amené un débridement complet, ou de celles pratiquées avec l'ongle ou une pièce de six liards, et que j'appellerai : *Incisions de commères.*

[2] On est assuré, avec un instrument convenablement fait et l'habitude de pratiquer cette opération, de ne point blesser la langue, les lèvres ou les parois de la bouche. Je n'ai jamais causé de semblables lésions.

rai toujours heureux d'avoir diminué chez les enfans confiés à mes soins les angoisses presque inévitablement attachées à une opération de la nature qui devrait se faire sans douleur et sans se-
cousses, et d'avoir dès lors coopéré à restreindre
la mortalité, résultat direct ou secondaire de la
première dentition, que j'évalue, sans crainte
d'être taxé d'exagération, à un cinquième ou à un
sixième du nombre total des enfans avant d'être
parvenus à l'âge de trois ans.

DE
LA SCARIFICATION,

OU

DE L'INCISION DES GENCIVES.

Dans toutes les turgescences ou gonflemens inflammatoires, la douleur est en raison directe de la densité, de la résistance des tissus, ou plus cette résistance à l'abord du sang est grande, plus la douleur est vive ; celui des gencives étant très dense, difficile par conséquent à être dilaté, distendu, leur gonflement est-il aussi toujours fort douloureux, à quelques exceptions près, dont la rareté ne fait que confirmer la règle générale que nous venons de poser, et peut amener des accidens de la plus haute gravité : par exemple, des convulsions, l'inflammation par sympathie ou par continuité de tissus, du cerveau, de l'estomac, des intestins, etc., etc.

La théorie que je viens de décrire n'ayant pas de contradicteurs, étant universellement admise, pourquoi la pratique moderne, qui en fait une si merveilleuse application au traitement du panaris, ne l'a-t-elle pas étendue à tous les cas analogues, identiques, ou au moins à l'inflammation des gencives qui offre sans cesse aux gens de l'art l'occasion de s'assurer si la méthode du débridement (adaptée au tissu gencivaire) sanctionne la doctrine émise d'une manière collective? Admettre le principe, reculer devant son application pour en tirer une déduction, serait une véritable anomalie, une complète allucination de l'intelligence.

Ne pourrait-on pas accuser les médecins d'une trop grande apathie touchant l'intéressant sujet qui nous occupe, apathie qui doit son origine sans doute à quelques insuccès par les motifs donnés dans mon *avant-propos*, ou à des essais infructueux, mais peut-être trop peu réitérés ou trop légèrement jugés?

Je n'hésite jamais à recourir à la scarification quand les gencives sont rouges, tuméfiées[1], très chaudes et douloureuses à la pression; que le surjet ou bourrelet qui les surmonte avant le travail de la dentition a disparu ou est notablement diminué[2]; que la salive est abondante ou nulle, l'enfant agité, inquiet, se réveillant en sursaut, et poussant des cris plus ou moins aigus; qu'il porte incessamment les doigts à sa bouche, prend difficilement le sein ou le mord avec une sorte de fureur pour le quitter aussitôt.

Je pratique l'incision plutôt trop grande que trop petite, de préférence dans le sens du plus grand diamètre de la dent, c'est-à-dire dans la direction de sa largeur et non de son épaisseur, et toujours assez profonde pour l'atteindre, la toucher sur toute l'étendue du sommet de sa couronne, afin de donner plus de *jour*, de mieux débrider, détruire l'espèce d'étranglement qui

---

[1] Celles qui recouvrent les incisives inférieures se tuméfient toujours beaucoup moins que les autres.

[2] Je dirai même que l'existence de ces seuls symptômes me décide constamment à inciser, dans le but de prévenir le développement d'accidens plus graves.

existe, et, par-là, en même temps, de mieux dé-
gorger la gencive, favoriser la sortie de la dent,
et particulièrement de faire cesser l'état de souffrance. Lorsque l'engorgement est considérable,
comme on le rencontre surtout quand il s'agit des
molaires, je coupe aussi transversalement, ce qui
constitue l'incision cruciale que je fais même quel-
quefois double [1], en observant de mettre beaucoup
de célérité dans cette opération pour laisser moins
développer l'irritabilité de l'enfant.

On ne saurait trop le répéter aux mères, la
douleur, lors de la section des gencives, est nulle,
absolument nulle. La preuve irrécusable de ce que
j'avance découle des faits suivans : le petit malade, qui pousse des cris provoqués, soit par les
élancemens des dents, soit par la contrariété qu'il
éprouve à se laisser ouvrir la bouche, est à peine

---

[1] Cette incision, jusqu'ici fort difficile, se fait avec une merveilleuse
facilité, au moyen d'un instrument à lame transversale, et toujours sans
l'inconvénient de blesser les lèvres, la langue ou les joues. Quant à l'ex-
cision des lambeaux, conseillée par certains auteurs, je la crois inutile
et même impossible, principalement lorsque ce sont des molaires qu'on
scarifie. Je porterais le défi de la pratiquer sur certains enfans rétifs.
Si les bords de la plaie venaient à se réunir, je ne verrais qu'une réin-
cision à faire plus tard, ce qui m'arrive fréquemment.

opéré, qu'il se tait aussitôt; sa figure n'exprime plus la souffrance, son œil a plus d'éclat, il rapproche ses mâchoires, appuie sur la dent ou les dents incisées, *mâchonne* avec un air de satisfaction, pression qu'auparavant il se gardait d'exercer à cause de la vive sensibilité de la partie enflammée, et qui aurait amené incontinent une sensation très pénible[1]. J'ai rencontré plusieurs enfans de dix-huit à vingt mois, doués d'une intelligence plus développée que ne le comportait leur âge, et qui déjà incisés et au lieu de trembler à l'idée d'une nouvelle opération, accouraient la bouche ouverte, semblant me demander un nouveau soulagement ou me faire entendre qu'ils se livraient à moi sans réserve, *et proprio motu*, comme pour me marquer la confiance et la reconnaissance que leur inspirait l'application de mon procédé opératoire[2].

---

[1] L'enfant qui cherche à *mordiller* tout ce qu'il parvient à saisir, ne souffre encore que peu des dents; néanmoins, dès ce moment, s'il y a turgescence, incisez, et vous éviterez par-là, vous préviendrez les grandes crises de douleurs.

[2] Presque jamais les enfans incisés n'ont horreur du médecin (ce cas ne s'est présenté qu'une fois à mon observation); le contraire a

Les avantages retirés de l'incision sont d'autant plus prononcés, qu'on s'est hâté de recourir à ce moyen, qu'on n'a pas attendu que l'engorgement ait, pour ainsi dire, pris élection de domicile dans les parties environnantes, ou que l'irradiation de l'inflammation ait déterminé des symptômes généraux déjà anciens.

Ce sont principalement les enfans forts et sanguins chez lesquels les accidens de la dentition sont les plus graves et offrent une progression plus rapide ; c'est aussi chez eux qu'au moyen du débridement on observe une cessation ou un amendement à la fois plus marqué et plus instantané de la douleur et de son irradiation. C'est encore chez des enfans de cette constitution qu'on obtient une à deux gouttes de sang de plus que n'en fournissent les gencives des lymphatiques ; et il est à remarquer que le dégorgement s'étant alors opéré d'une manière brusque, la turgescence aussi peut se répéter promptement, l'irritation encore existante trouvant un puissant auxiliaire dans l'é-

lieu, après la vaccination, dix-neuf fois sur vingt chez les enfans de douze à quinze mois.

tat pléthorique , et lui offrant un réseau capillaire dont le vide trop récent n'a pas permis à la fibre de revenir sur elle-même, et partant tout disposé à être le siége d'une nouvelle congestion ; cas qui se présente surtout dans les gencives des incisives supérieures. Que doit-on faire dans une pareille occurrence? Inciser itérativement le même jour ou le lendemain ; s'il y a indication, réinciser les jours suivans, et ce jusqu'à la cessation des récidives de l'inflammation gencivaire. J'ai, dans quelques cas, réitéré les scarifications six à sept fois, en suivant autant que possible la trace de la première coupure, et constamment sans qu'il en soit résulté d'ulcérations ou autres accidens.

On s'aperçoit aussi sur-le-champ des grands avantages du débridement, quand il y a gencives rouges, cris aigus, isolés de toute maladie appréciable, et ne pouvant, dès lors, être attribués, être rapportés qu'au travail de la dentition.

Lorsque les gencives sont d'un rouge livide, violacé, ce qui se rencontre spécialement chez les enfans pâles, fatigués, dont l'inflammation gencivaire est en même temps chronique et douloureuse, les succès obtenus par l'incision ne sont pas très prononcés, l'engorgement ayant mis plus de lenteur à se développer, et étant aussi plus profond, le dégorgement doit être plus difficile, surtout eu égard au peu de réaction vitale de l'organisme dans ce cas.

Ses succès sont bien minimes, si la scarification est pratiquée sur des enfans épuisés par une dyarrhée ancienne, le carreau, un catarrhe pulmonaire chronique, ou toute autre affection lente et interne.

Ils sont équivoques quand le bourrelet ou surjet des gencives est encore trop apparent, indication que la pratique seule peut faire saisir d'une manière précise.

Le débridement dans la toux sèche, dite *toux de dents*, opère souvent un mieux remarquable et presque subit.

C'est particuliérement dans les grandes chaleurs et les grands froids qu'il ne faut pas attendre au-delà du moment opportun pour inciser, de peur que l'inflammation gencivaire, aidée de l'influence atmosphérique, ne réagisse alors avec plus de facilité et d'intensité sur le cerveau.

Des symptômes graves apparaissent-ils avec sus-
picion de co-existence du travail de la dentition ?
Je commence, avant tout, par inciser; puis, s'il
y a persistance des accidens généraux, après une
à deux heures, j'agis, passé ce moment, suivant
les indications fournies par l'état du petit malade,
dégagé de toute complication du travail dentaire,
réelle ou présumée.

Il arrive journellement que les gens du monde
accusent la dentition d'être la cause de toutes les
maladies qui affectent la première enfance. Lorsqu'il ne m'est pas démontré par l'inspection des
gencives que cette opinion (souvent erronée) a
quelque fondement, je m'abstiens de scarifier, de
peur *de compromettre le moyen que je préconise.*

Si admettre que toutes les affections qui sur-
viennent durant la pousse des dents n'en sont que
le résultat direct et doivent céder à l'incision est
une absurdité, ne dois-je pas aussi combattre cet
adage populaire, aveuglément répété par la presque totalité des mères : LA MÉDECINE NE PEUT RIEN,
MON ENFANT FAIT DES DENTS, erreur plus que blâ-
mable, au moins aujourd'hui. Que dis-je ? sa con-

sécration, sans aucune restriction , serait une cruauté. Quoi! ne pas même tenter un moyen dont l'innocuité, déjà basée sur des *faits*, peut journellement recevoir une nouvelle sanction de l'expérience ; laisser un malheureux petit être en proie à des douleurs pour lui plus ou moins aiguës, déchirantes pour ceux qui l'entourent, et dont la suite assez ordinaire est le dépérissement gradué du malade, ou qui souvent font développer divers accidens d'une imposante gravité et qui deviennent alors leur cortége obligé.

La sortie de la dent ou des dents sur la saillie desquelles on a incisé n'a lieu que le lendemain [1] ou le surlendemain, et généralement après un laps de temps plus long, impossible à indiquer avec une rigoureuse précision, mais toujours cependant d'une manière beaucoup plus prompte qu'en abandonnant la nature à ses propres moyens[2]. Cette

[1] Trois fois j'ai vu les deux premières incisives inférieures dépasser leurs gencives quatre heures seulement après l'incision.

[2] Un enfant n'avait que trois dents dont la sortie avait été et très douloureuse et fort lente. J'incisai les dix-sept autres au fur et à mesure du travail ; à chaque incision (ce qui arriva pour les dix-sept), l'appareil inflammatoire tomba et la dent apparut du troisième au quatrième jour.

sortie n'est pas la conséquence immédiate de l'incision, ou parce que la dent est encore trop éloignée au moment où on la pratique, ou parce que la scarification, en enrayant l'excitation locale, en suspendant l'excès de vitalité dans la partie en travail, réduit la nature à faire une halte plus ou moins longue. Jamais, selon moi, on ne peut en accuser la résistance de l'alvéole qui n'aurait pas lieu sans un développement de douleurs qui persisteraient encore, alors même que la couronne de la dent serait arrivée à la moitié, aux trois quarts de la dimension qui lui est dévolue, cas pathologique dont je ne connais aucun exemple. Par contre, j'ai toujours observé qu'une fois la dent sortie, tout état pénible cessait *ex abrupto* de ce côté.

C'est ici le moment de m'arrêter à une objection qui m'a été adressée, et la seule qui présente un caractère un peu spécieux : « Si vous faites l'in-
« cision trop tôt, m'a-t-on dit, l'apparition de la
« dent ne devant en être que le résultat éloigné,
« la cicatrisation de la gencive aura le temps de
« s'opérer, de se solidifier, et la dureté de la ci-
« catrice fournira à l'instant opportun une résis-

« tance plus grande que celle qui a lieu dans les
« cas abandonnés à eux-mêmes, » J'ai répondu :
On ne doit fendre les gencives que lorsqu'elles
sont tuméfiées, et que, règle générale, l'enfant
présente d'autres signes d'un travail dentaire, ce
qui fait admettre rationnellement que l'organe est
plus ou moins voisin de l'époque de sa sortie; et dans
tout autre état de choses, quand ce travail, d'abord
suspendu par l'opération, reprend son activité, il
survient une inflammation nouvelle (preuve que
la dent a cheminé), et qu'on arrête aussitôt par
un nouveau coup d'instrument qui détruit en
même temps la cicatrice et tranche ainsi la ques-
tion d'*une résistance plus grande.*

Ce que j'ai dit sur le mode de scarification des
gencives, pour les dents de lait, s'applique égale-
ment à la dentition de sept ans et à celle de la pu-
berté, lorsqu'il y a turgescence douloureuse; mais
toutefois avec un succès en général infiniment
moins marqué [1].

---

[1] Cependant entre plusieurs exemples de réussite, je citerai le fils de
M. le général d'artillerie Berthier, qui éprouva des douleurs vives dans
le lieu où devaient sortir les dents de sagesse, avec engorgement très

Très loin de moi l'idée de considérer et de proposer la section des gencives comme un remède universel, une *panacée* propre à combattre les maladies du premier âge sans distinction. Je n'ai pas même la dangereuse présomption de l'offrircomme moyen infaillible de prévenir, d'arrêter, de guérir les convulsions, les inflammations du cerveau, de l'estomac, des intestins, etc., puisque ces maladies, bien que nées durant ses périodes, sont loin d'être toujours la conséquence de la dentition, se développent même fréquemment, quoique dans l'enfance, à une époque, un intervalle où le travail des dents ne joue aucun rôle. Mais j'ai vu, très bien vu, très bien observé et fort souvent, que la scarification des gencives prévenait des convulsions ou des inflammations aiguës-imminentes, en arrêtait presque subitement le cours; dans les cas moins heureux, diminuait leur intensité, et enfin, dans d'autres circonstances, me procurait au

prononcé des glandes du pourtour de la mâchoire; le lendemain de l'incision, il n'y avait plus ni douleurs, ni tuméfaction. M. Poultier, du département de la Manche, me présenta, dans le même temps, un cas iden‑tique, et un succès analogue fut obtenu par le même procédé.

2

moins l'avantage, me donnait la certitude que l'é-
tranglement de la dent, la turgescence gencivaire,
ne venait plus compliquer, accroître la gravité de
l'état de l'enfant.

Les cas de succès que j'ai obtenus depuis trois
ans, sont trop nombreux pour trouver place dans
cet opuscule. Je me bornerai à rapporter en sub-
stance, à répéter sommairement que toujours, et
de suite, pour un temps plus ou moins long, sauf
à réitérer l'opération, j'ai fait cesser les plus vives
douleurs de dents exprimées par les cris les plus
aigus; que très souvent j'ai coupé court à des accidens récens, tels que dyarrhées, vomissemens;
et que bien des fois j'ai prévenu des mouvemens
convulsifs menaçans, ou arrêté un second, un troisième accès de convulsions en incisant dans l'intervalle de l'un à l'autre,

Mon expérience se refuse à admettre que dans
aucune circonstance d'inflammation des gencives,
leur scarification soit d'une inutilité absolue. Ainsi,
quelque minime que puisse être son résultat, n'au-
rait-elle que celui de calmer momentanément la
douleur; n'obtiendrait-on, s'il existe une maladie,

que de faire cesser toute préoccupation du médecin du côté de la dentition, et par-là de le mettre en position de reporter exclusivement ses re-
gards, son attention sur cette affection; ne serait-ce
que pour retrancher un épisode de l'histoire générale d'une maladie, ou enfin pour abréger la débi-
lité d'une convalescence ou la couvalescence elle-
même, inévitablement plus longue quand elle
est associée à un travail dentaire douloureux.
Ainsi, encore une fois, quelque minime que puisse
être le résultat de la scarification, pourquoi n'y pas
toujours recourir, l'indication se présentant? D'a-
près ce que j'ai dit plus haut, quelle objection
vraiment logique aurait-on à m'opposer? M'é-
tayant, d'ailleurs, de l'autorité d'*Hippocrate*, je
proclamerais avec lui qu'au moins dans les cas
désespérés, *il vaut mieux employer un remède*
(ou moyen) *douteux, qu'aucun.*

FIN.